# TRAITÉ COMPLET

DU

# CHOLÉRA-MORBUS

CONTENANT

LA DESCRIPTION DES SYMPTOMES,
DES CAUSES,

AINSI QUE LES

MOYENS PRÉSERVATIFS ET CURATIFS DE LA MALADIE.

**Par J.-J. MAURICE**

Médecin Magnétiseur, à Lyon, faubourg de la Guillotière.

Cours Saint-André, 22.

PRIX : 1 FR.

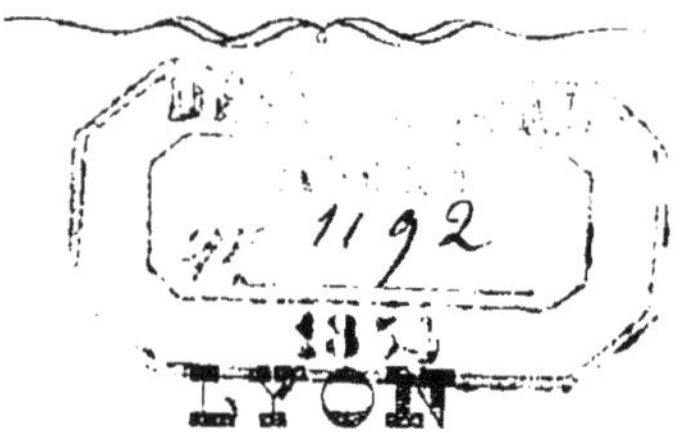

LYON

IMPRIMERIE DE FONVILLE-BRUNET & BONNAVIAT
Rue Sainte-Catherine 13

1854

# AVIS.

*Tout exemplaire de cet ouvrage qui ne portera pas au verso du premier feuillet la signature ci-dessous ne sera qu'une contrefaçon; les auteurs, vendeurs et détenteurs seront punis selon la rigueur des lois.*

# PRÉFACE.

Le choléra-morbus n'est pas une maladie nouvelle, car depuis Hippocrate jusqu'à nous, les auteurs de tous les siècles s'en sont occupés; mais depuis environ quarante ans qu'il a envahi les diverses contrées de l'Europe, après avoir exercé ses ravages épidémiques d'abord sur l'Asie, il a tellement fait de victimes qu'il a jeté la consternation et répandu l'effroi parmi les peuples des villes et des campagnes.

Malgré les sages mesures déployées par les gouvernements contre ce fléau dévastateur; malgré les peines que se sont donné un grand nombre de médecins honorables pour l'observer et le combattre, malgré les nombreux écrits qui ont jailli de la plume de savants auteurs, il n'en a pas moins porté la désolation dans un grand nombre de localités, et son seul nom fait frémir de terreur à cause de l'immense quantité de victimes qu'il a précipitées au tombeau; mais, courage! l'heure de la délivrance a sonné; le jour est arrivé où chacun pourra se préserver de ce terrible ennemi du genre humain, et dans le cas d'une attaque imprévue, le combattre avec des armes qui le détruiront.

Quoique le choléra ait fait tant de victimes, la maladie n'est pas plus dangereuse que toute autre: il ne s'agissait que d'en connaître la cause et de la détruire.

Pour arriver à ce but, il ne suffisait pas de s'adresser uniquement à l'anatomie pathologique; il fallait aussi questionner la physiologie et lui demander pourquoi l'organisme, malgré son admirable mécanisme, n'était pas assez puissant pour se débarrasser de la matière morbifique qui portait le trouble dans ses fonctions; interroger la chimie pour découvrir la nature de cette matière, afin de trouver dans la thérapeutique le moyen de la neutraliser et d'empêcher sa reproduction.

C'est là qu'ont tendu tous mes efforts, et je me croirais trop heureux si, malgré la faiblesse de mes moyens, je puis convaincre mes honorables collègues des vérités que j'expose dans cet opuscule.

Certes, je ne me flatte pas que ce petit ouvrage ne soit l'objet d'une critique plus ou moins sévère, car tout le monde sait qu'il est très difficile à une vérité de se faire jour à travers les erreurs qui se sont pour ainsi dire enracinées au sein de la science la plus noble et la plus digne de considération; mais ce qui me console d'avance, c'est que, malgré toutes les attaques dirigées contre elle, la vérité finit toujours, avec le temps, par triompher.

Si ce traité n'est pas aussi clair et aussi précis que je le désirerais, qu'on n'en accuse que mon manque d'érudition; je n'ai rien négligé, ni fatigues ni veilles, pour me procurer tous les moyens possibles pour arriver à la découverte de la vérité; fasse le ciel que l'humanité en profite et que la publication de ce petit ouvrage suffise pour soustraire à une mort prématurée le plus grand nombre possible de victimes.

Voici le plan que j'ai suivi :

Après avoir fait connaître la définition donnée par les anciens, j'ai passé en revue les divers systèmes qui se sont succédé, démontré physiologiquement la nature de cette maladie, expliqué la cause de tous les principaux ravages observés dans l'organisme au moyen de l'autopsie cadavérique, désigné les causes prédisposantes et efficientes; tracé le tableau des symptômes qui la caractérisent, tableau que l'on retrouve dans tous les ouvrages que l'on a publiés sur le choléra-morbus; décrit les lésions anatomiques que l'on rencontre sur les cadavres; donné le résultat de l'analyse du sang des cholériques comparé au sang extrait dans l'état normal par le docteur Thompson, professeur de chimie à l'université de Glascow.

J'ai indiqué les divers traitements qui ont été administrés tour-à-tour par Hippocrate, Galien, Baillou, Sydenham, Buchan, Tissot, Alph. Le Roi, Robert Thomas, Pinel, Recamier, Geoffroy, Ferrus, Cullen, Brown, Broussais et autres.

Le système de chacun de ces auteurs a fait école, et chacun d'eux a eu un nombre plus ou moins considérable de partisans et d'imitateurs.

Je termine cet opuscule par le traitement que j'ai reconnu infaillible et je cite à l'appui la guérison de tous les malades que j'ai eu l'occasion de traiter dans ma pratique.

# CHOLÉRA-MORBUS

## PASSIO-CHOLÉRICA, DIARRÆA-CHOLÉRICA, CHOLÉRÉE, CHOLÉRAGIE, CHOLÉRINE, TROUSSE-GALANT.

---

Le mot choléra dérive de χολή, bile, et ρεῶ, je coule, et de *morbus* maladie.

Hippocrate admettait deux espèces de choléra, l'un humide et l'autre sec. Il ne se prononce sur la nature de l'un ni de l'autre; il se borne à le définir en ces termes : *Humida cholera dicitur in qua magna contentione virium jactura, sursum deorsum excretio fit putrium incoctorumque... abarida cholera venter inflatur, strepitus fiunt, dolor laterum et lomborum, nihilque alvum dejicit sed astringitur* (*De victu acutorum, sect.* 4). Galien adoptant la distinction établie par le vieillard de Cos, attribuait le choléra humide à la présence d'humeurs âcres, engendrées par la corruption des aliments, et le choléra sec à un âcre gazeux. A quelques modifications près, la doctrine de ces deux célèbres médecins devint celle de la plupart des auteurs qui traitèrent après eux de cette maladie ; on la retrouve dans les écrits de Fernel, Baillou, Sydenham, F. Hoffmann, Bianchi, Sauvages, Vogel, Stahl, etc.

Cullen paraît être le premier qui se soit écarté des principes établis par le père de la médecine, et qui ait émis une opinion indépendante et distincte de celle des anciens. Il le considère comme un spasme de l'estomac et des intestins. Pinel classa cette maladie parmi les fièvres et en fit une espèce de genre, *fièvre meningo-gastrique*. Geoffroy, Broussais, Gravier, Bouillaud, Roche et beaucoup d'autres ont cherché à démontrer que cette maladie consiste en une inflammation de la membrane muqueuse gastro-intestinale. L'on voit que ces derniers auteurs, depuis Cullen, ont pris l'effet pour la cause et ont confondu la maladie avec un symptôme : car, soit le spasme, soit l'inflammation, ne sont que des symptômes de la maladie, ou pour mieux dire des effets qui se rattachent à une cause à laquelle il faut remonter et la détruire ; ce n'est qu'en détruisant la cause que les effets disparaissent. Pour nous, le spasme et l'inflammation ne sont que des phénomènes produits par les efforts de la nature, qui cherche à se débarrasser d'une matière morbifique quelconque.

Quelle est cette matière morbifique ? Voilà la question à résoudre.

Si nous portons nos regards sur les œuvres de médecine pratique de Sydenham, nous trouvons, page 194 (note) :

« On définit le choléra-morbus un renversement « contre nature du mouvement péristaltique, ou « une contraction spasmodique de l'estomac et des « intestins, causée par une matière âcre et caus- « tique de différente sorte qui y est contenue, et

« accompagnée d'une évacuation prodigieuse de « matières bilieuses par haut et par bas.

« Le siége de cette maladie est dans l'estomac et « dans toute l'étendue des intestins; mais surtout « dans le duodenum et les conduits biliaires, comme « on voit dans les vomissements et les selles, qui « sont ordinairement mêlés de bile. » Que le duodenum soit l'endroit principal où s'opère ce mélange, c'est ce qui se manifeste en partie par les circonvolutions de cet intestin, et en partie par la route de la bile et du suc pancréatique qu'y décharge le conduit cholédoque; c'est pourquoi le duodenum semble très propre à produire et à loger la matière âcre que l'on évacue dans le choléra-morbus. Cette maladie diffère d'un cours de ventre bilieux en ce qu'elle est toujours accompagnée de vomissements, et que le danger y est beaucoup plus grand.

Sydenham divise le choléra-morbus en humide et en sec : « Le choléra-morbus sec, dit-il, est causé par des vents qui distendent l'estomac et qui sortent en abondance par haut et par bas avec une anxiété extrême. »

Buchan définit ainsi cette maladie : « Le choléra-morbus, dit-il, est occasionné par la surabondance et l'âcrimonie putride de la bile, par les aliments qui tournent facilement à la rancidité et à l'aigre dans l'estomac, comme le beurre, la graisse de porc, ou par les concombres, les melons, les cerises et autres fruits d'une nature froide. Il vient quelquefois de purgatifs ou de vomitifs âcres et violents, de substances vénéneuses, arsénicales, mercurielles, antimoniales ou vitrioliques reçues dans l'estomac, du refroidissement du corps, des douleurs de la dentition, etc. (*Méd. dom.* p. 405). »

Robert Thomas, dans son *Traité de médecine pratique* (1818, p. 123,) dit: « Le choléra-morbus est caractérisé par des évacuations fréquentes et violentes de matières bilieuses, tant par haut que par bas, et accompagnées de tranchées douloureuses.

« Dans les pays chauds on l'observe dans toutes les saisons de l'année, et il se présente fréquemment; mais en Angleterre et dans les autres contrées froides, c'est au milieu de l'été qu'il règne particulièrement, pendant le mois d'août surtout, et l'on a généralement observé que la violence de la maladie était d'autant plus grande que la chaleur était plus intense. Ces circonstances portent naturellement à penser que le choléra-morbus est l'effet d'une température chaude, qui produit *quelque changement dans l'état de la bile, changement qui peut consister en ce que la matière de la bile prend de l'âcreté, ou en ce que sa sécrétion est plus abondante que de coutume*. Dans quelques cas, on a vu cette maladie être produite par une transpiration arrêtée, ainsi que par des aliments acescents, par des fruits verts et des substances âcres; mais ces causes, probablement, ne le produiraient pas sans la prédisposition amenée par la grande chaleur antérieure. »

Les données fournies par ces observateurs distingués ne laissent plus aucun doute sur la nature du choléra-morbus; d'ailleurs, c'était aussi l'avis du père de la médecine, car l'étymologie du mot choléra est χολή, *bilis*, ρεῶ, *flux; bili*, je coule, c'est-à-dire flux immodéré de bile. Donc, le principal siége du choléra-morbus est dans le foie. Ce viscère affaibli ou irrité par une cause quelconque, fournit aux voies digestives une bile mal élaborée; cette bile irrite la membrane muqueuse gastro-intestinale, principalement celle du duodenum, où elle arrive de prime-abord, et n'ayant pas les qualités voulues, elle agit comme corps étranger, c'est-à-dire comme matière morbifique; alors le cœur et le cerveau, pour venir au secours des voies digestives, au moyen de leur force centrifuge, leur envoient, l'un une plus grande quantité de liquides, l'autre une plus grande quantité de fluides. De cet afflux de liquides et de fluides résulte l'inflammation. L'inflammation une fois déclarée dans les voies digestives, les vaisseaux chylifères ne peuvent plus absorber la moindre molécule organique, parce que leurs orifices s'obstruent; d'ailleurs, la bile qui vient du canal hépatique, destinée à la chymification du bol alimentaire, et celle qui vient du canal cystique qui, dans l'état normal, conjointement avec le suc pancréatique, a la propriété de séparer du chyme le chyle, n'étant pas d'une nature convenable, ne peuvent remplir les fonctions auxquelles elles sont destinées. Il en résulte que le bol alimentaire ne peut être chymifié, que le chyle ne peut s'en séparer, et à son tour, agit aussi comme matière morbifique. Le sang, n'étant plus alimenté par le chyle, se déprave et ne peut plus fournir aux organes les molécules dont ils ont besoin pour leur entretien ; d'un autre côté, la digestion ne pouvant s'opérer, les matières liquides ne peuvent être absorbées par les suçoirs destinés à les pomper pour en former l'urine : la perturbation est poussée à son comble (*).

Cela bien conçu, l'on se rend parfaitement raison de tous les phénomènes qui se manifestent dans cette terrible maladie.

Quel est donc le devoir du médecin? Doit-il attaquer les symptômes de la maladie, c'est-à-dire les effets qui se produisent et qui ont nécessairement une cause, ou bien, doit-il ne se servir des effets que pour remonter à la cause et l'attaquer directement? La résolution de cette question est toute naturelle : nul effet sans cause, et en détruisant la cause, les effets cessent de toute nécessité. Ainsi, en neutralisant l'âcreté de la bile déjà extravasée, et en fournissant au foie des matériaux nécessaires pour lui faire opérer une sécrétion normale de la bile, la maladie disparaîtra ; car, dès qu'il n'arrivera plus de nouvelle bile viciée, la nature sera assez puissante pour se débarrasser de celle qui sera extravasée, surtout si l'on a déjà neutralisé son âcreté.

(*) Ces fonctions physiologiques sont consignées dans ma *Médecine positive*, ouvrage inédit.

Sydenham, qu'on a surnommé l'Hippocrate anglais, proscrivit les purgatifs contre le choléra-morbus, les considérant comme très dangereux, et quoique très partisan des évacuations sanguines dans une foule d'autres circonstances, se gardait bien d'en faire usage contre cette maladie. Parlant des purgatifs, il disait qu'administrer ces agents en pareil cas, c'était jeter de l'huile sur le feu. Nous pouvons en dire autant des saignées, appauvrir le sang, lorsque déjà la maladie lui a soustrait la plus grande partie de ses principes vivifiants, c'est vouloir précipiter le malade au tombeau.

Peut-on se laisser entraîner à des erreurs aussi graves que celles où sont tombés quelques médecins honorables de la capitale en 1832, lorsque le choléra, qu'ils ont appelé foudroyant, exerçait ses ravages d'une manière épidémique à Paris? N'a-t-on pas vu des hommes d'un talent supérieur, s'associant au système de Broussais, soutenir que l'inflammation constitue seule la maladie, et pour preuve, dire que les matières liquides excrétées par les cholériques ne sont formées en grande partie que par le sérum du sang, qui entraîne avec lui les sels qu'il contient en dissolution? que l'urine prend sa source dans le sérum du sang, et que c'est parce que la quantité du sérum diminue que les urines se suppriment? Il ne faut avoir aucune notion physiologique pour tenir un pareil langage. En ne voyant qu'une affection gastro-intestinale, qu'une irritation de la membrane muqueuse de l'estomac et des intestins, ils se cramponnent à cette idée que l'inflammation seule constitue la maladie, et ne se donnent pas la peine de porter leurs investigations plus loin pour chercher la cause qui produit cette inflammation, c'est-à-dire, qu'ils ne cherchent pas à reconnaître la nature de la matière morbifique, et se fourvoient dans la voie des conjectures. Les uns la cherchent dans des miasmes, les autres dans des animalcules invisibles ; d'autres encore placent la maladie dans une diminution de l'action du cœur, ou comme n'étant autre chose qu'une asphyxie épidémique *sui generis*, une paralysie de la peau ou bien une épileptie des nerfs ganglionaires.

Pour nous, d'accord avec Buchan, Robert Thomas et autres, le choléra-morbus, tant sporadique qu'épidémique, n'est produit que par une bile âcre, qui, comme nous l'avons dit, agit sur la membrane muqueuse gastro-intestinale à la manière d'une matière morbifique. Sa présence force l'estomac et les intestins à se contracter pour l'expulser ; c'est alors que le principe vital, pour venir en aide aux parties affectées, oblige le cœur et le cerveau à diriger, au moyen de la force centrifuge, une plus grande quantité de sang et de fluides vers ces mêmes parties. Tous les autres organes étant sous la dépendance des centres généraux des deux torrents circulatoires, comme eux dirigent leurs efforts vers les parties souffrantes pour expulser l'ennemi commun. Il n'est donc pas étonnant que le pouls s'affaiblisse, que le calorique diminue dans les extrémités du corps, puisque l'organisme concentre toutes ses forces sur les voies digestives pour les débarrasser de la matière morbifique ; les vaisseaux chylifères, comme nous l'avons dit, ne trouvant plus de molécules organiques dans le bol alimentaire corrompu et non digéré, ne peuvent plus alimenter le sang ; celui-ci se déprave, perdant sa fibrine et son sérum, devient plus épais et ne peut plus circuler librement dans les extrémités capillaires. Cette gêne que le sang éprouve dans la circulation des capillaires occasionne les crampes que l'on observe.

Quant aux urines, les suçoirs que nous avons décrits à l'art. 6 du chap. 2 de la *Médecine positive* (ouvrage inédit), destinés à pomper dans les intestins sur le bol alimentaire la matière excrémentielle liquide, pour la conduire dans le laboratoire urinaire, comme les suçoirs chylifères, cessent leurs fonctions ; voilà la seule cause de la rareté des urines chez les cholériques ; car il faut, comme je l'ai dit, ignorer complètement la physiologie pour soutenir que l'urine provient du sérum contenu dans le sang. Dans ce cas la prescription des boissons diurétiques deviendrait une absurdité. Il faut être académicien pour soutenir une pareille thèse.

CAUSES.

Ainsi que l'a dit Buchan (voyez pag. 4), le choléra est occasionné par la surabondance et l'âcrimonie de la bile ; ainsi, tout ce qui tend à relâcher les solides et à affaiblir le foie prédispose à cette maladie. Une variation brusque de la température atmosphérique, passant du froid à une chaleur excessive ; un temps brumeux et chaud, un travail pénible prolongé, un régime peu nutritif, l'abus des boissons alcooliques, de mets acides ou corrompus, l'usage du laitage, surtout du beurre, les peines d'esprit, les chagrins, les veillées trop prolongées, les excès en tout genre, les fruits verts et acides, les concombres, les melons sont des causes qui prédisposent au choléra-morbus.

La moindre indigestion, un excès de boissons alcooliques, une ingestion d'eau froide pendant que le corps est en sueur, une ingestion de bière aigre, de mets corrompus, une répercussion de transpiration, sont autant de causes déterminantes de cette terrible maladie.

## SYMPTÔMES.

Il arrive assez souvent que la maladie est annoncée par une cordialgie ou une chaleur brûlante à la région de l'estomac, une céphalalgie, des éructations, des nausées, le hoquet, une soif vive, des borborygmes, des coliques. Ces symptômes sont bientôt suivis de vomissements limpides d'un liquide ressemblant à de l'eau légèrement mousseuse, mêlé quelquefois de vers ou d'aliments à demi digérés, des garde-robes de même nature ne tardent pas à se déclarer, quelquefois même elles précèdent les vomissements. Le malade éprouve une distension dans l'estomac et de violentes tranchées dans le ventre, dont l'intensité augmente rapidement. La matière des vomissements et des selles change bientôt de nature ; elle devient verdâtre, érugineuse, poracée, puis noirâtre ou semblable à de la lie de vin ; les évacuations se succèdent avec une rapidité effrayante, la soif est insupportable, les douleurs de l'estomac et des intestins, de plus en plus vives, deviennent atroces; la face s'altère, les yeux sont hagards, ternes, enfoncés et cernés d'un cercle violacé; l'agitation est extrême, la langue se dessèche, devient rouge, contractée et allongée en pointe; les extrémités se refroidissent; la figure, le cou et la poitrine se couvrent d'une sueur froide ; les urines sont supprimées; les vomissements, les selles, les douleurs abdominales ne laissent plus de relâche, le corps s'amaigrit à vue d'œil, le malade ne peut plus se coucher sur le côté droit, le pouls devient insensible, les yeux fixes, la voix s'affaiblit, la respiration est courte et suspirieuse, la carphologie, des crampes très douloureuses et des mouvements spasmodiques se déclarent. On remarque dans les matières évacuées des grumeaux analogues à des grains de riz écrasés. L'atrocité des douleurs abdominales fait naître d'horribles convulsions, la voix s'éteint, les yeux se cavent, les traits se décomposent, le délire et le coma surviennent, le pouls est intermittent, filiforme, et la mort met un terme à ces cruelles souffrances.

Tel est la marche ordinaire que suivent les symptômes du choléra-morbus abandonné à lui-même ou traité par les émissions sanguines ou par les vomitifs et les purgatifs. Mais il arrive quelquefois que les symptômes les plus alarmants se manifestent rapidement, et foudroient le malade avant qu'il ait pu obtenir des secours ; néanmoins ces cas sont très rares.

### LÉSIONS ANATOMIQUES QUE L'ON RENCONTRE SUR LES CADAVRES DE CEUX QUI ONT SUCCOMBÉ AU CHOLÉRA-MORBUS.

L'appareil gastro-intestinal offre extérieurement les particularités suivantes :

Le péritoine est sec, luisant, visqueux, poisseux. Toutes les parties qui environnent l'estomac et les intestins sont injectées, tantôt d'un rouge foncé, tantôt présentant une teinte rosée, lilas, hortensia ou d'une nuance violette. L'estomac et les intestins sont quelquefois dilatés ; mais le plus souvent rétrécis et contractés, les parois intestinales sont ordinairement un peu épaissies et un peu infiltrées.

La membrane muqueuse digestive est injectée et présente, suivant les différents sujets, depuis la teinte rosée, lilas, hortensia, jusqu'à la rougeur brune lie de vin, ou tirant sur le noir. Cette membrane est tantôt épaissie, tantôt amincie, tantôt ramollie, et quelquefois gangrenée sur une étendue plus ou moins considérable.

Les follicules de la membrane muqueuse digestive sont presque toujours développés. Les glandes de Brunner, follicules isolés, sont ceux où l'on observe un développement, une tuméfaction plus ou moins considérables; néanmoins, il n'est pas rare de rencontrer en même temps cette lésion dans quelques-unes des plaques de Payer ou dans les follicules agmines. Cette hypertrophie, cette espèce d'érection des follicules de la membrane muqueuse digestive, règne quelquefois dans presque toute l'étendue de cette membrane, et cette éruption gastro-intestinale, tantôt discrète, tantôt confluente, imite presque l'éruption variolique à sa première période. Le volume des follicules ainsi tuméfiés, varie entre celui d'un petit grain de millet et celui d'un gros grain de chenevis; plusieurs offrent un point noirâtre à leur centre. Il en est où cette particularité ne se rencontre pas.

MM. Serres et Nonat pensent que les granulations de ce genre ne sont pas des follicules, mais bien des papilles intestinales dans un état de tuméfaction.

Que ce soit des follicules ou des papilles, peu importe, ce n'est jamais qu'un symptôme qui démontre que l'organisme a dirigé sur ce point une plus grande quantité de sang et de fluides, et cet afflux a déterminé l'inflammation.

Les matières que l'on rencontre dans le tube digestif sont ordinairement une quantité plus ou moins considérable de bile, mêlée à diverses autres humeurs, provenant soit des follicules, soit des papilles, soit des glandes gastriques, soit du pancréas. Ce mélange présente un aspect tantôt grisâtre, tantôt jaunâtre, roussâtre, rougeâtre, et même quelquefois noirâtre ou verdâtre. Au milieu du liquide on aperçoit des flocons d'une matière caillebottée, qui tapisse parfois la membrane muqueuse sur plusieurs points. Cette matière que l'on rencontre assez souvent en abondance dans les intestins, et qui a été observée dans la matière des vomissements et des selles, semble n'être qu'une combinaison de mucus, de fibrine et d'albumine ; c'est un produit de sécrétion et d'exsudation de la membrane muqueuse, provoqué par la grande irritation qu'y détermine l'âcreté de la bile.

L'on remarque presque toujours une distension et un relâchement des canaux biliaires, et un déplacement de plusieurs des viscères, qui n'a d'autre cause, sans doute, que les efforts que le malade a faits pour vomir. On trouve quelquefois des vers lombrics, soit dans l'estomac, soit dans les intestins.

La bile que l'on rencontre en quantité assez considérable dans la vésicule du fiel est plus épaisse et d'un vert plus foncé que dans l'état normal.

La vessie est presque constamment vide et rétractée ; on trouve à l'intérieur de ce réservoir une couche de matière crêmeuse tout-à-fait semblable à celle des intestins ; il en existe aussi dans l'appareil excréteur des reins, et jusque dans le tissu même de ces organes.

Le sang contenu dans le système artériel et veineux est en petite quantité ; il est plus épais, plus visqueux que dans l'état normal. Les cavités du cœur, les droites plus spécialement, sont, en général, gorgées d'un sang caillebotté, noirâtre, analogue à de la gelée de groseille mal cuite ou à du raisiné un peu mou (Bouillaud). Chez quelques sujets, néanmoins, on rencontre des concrétions sanguines en partie décolorées, et plus ou moins adhérentes aux colonnes charnues de l'intérieur des ventricules.

D'après l'analyse du docteur Thomson, professeur de chimie à l'Université de Glascow, le sang, dans l'état normal, se compose en moyenne de :

$\left.\begin{array}{l}\text{sérum } 55\\ \text{caillot } 45\end{array}\right\} 100.$

Sur cinq échantillons de sang cholérique, il a trouvé en moyenne : $\left.\begin{array}{l}\text{sérum } 33,2\\ \text{caillot } 66,8\end{array}\right\} 100.$

Voici encore un tableau dans lequel on a fait la comparaison du sang en état de santé avec celui des cholériques, en supposant 100 parties d'eau dans chaque cas :

| | SANTÉ. | CHOLÉRA. | |
|---|---|---|---|
| Eau . . . . . . . . . . . . | 100 | 100 | 100 |
| Albumine . . . . . . . . | 10.79 | 7.54 | 9.28 |
| Fibrine . . . . . . . . . . | 5.67 | 0.57 | 1.97 |
| Matière colorante et alb. | 9.42 | 41.51 | 34.08 |
| Sels . . . . . . . . . . . . | 1.65 | 1.81 | 1.85 |
| | 127.55 | 151.25 | 147.18 |

Ainsi, l'on voit clairement dans les deux échantillons, que le sang des cholériques perd une petite quantité d'albumine pure ; presque toute sa fibrine gagne en matière colorante et albumine et en sels.

Cela provient, de toute nécessité, de ce que les

vaisseaux chylifères, cessant leurs fonctions, ne l'alimentent plus, tandis que l'air et les fluides continuent de fournir leurs matériaux.

De plus grandes démonstrations deviennent inutiles; elles ne feraient qu'ennuyer le lecteur. Ce que nous avons dit suffit pour démontrer que le siége du choléra-morbus est dans le foie, et que tous les ravages que l'on observe sont produits par les deux espèces de bile qui arrivent aux voies digestives, l'une par le canal hépatique, destinée à la chymification du bol alimentaire, que j'appelle *bile hépatique*, et l'autre par le canal cystique, après avoir passé dans le fiel dont la propriété est de, conjointement avec le suc pancréatique, séparer le chyle du chyme, et que j'appelle *bile cystique*. Ce n'est donc que vers le foie que nous devons diriger nos efforts pour combattre cette terrible maladie. Tout traitement qui n'a pas pour but de fortifier le foie, et de modifier la nature de la bile est erronné, et loin de guérir la maladie, n'a pour résultat que de précipiter plus promptement le malade au tombeau, et si quelque individu échappe, c'est que l'organisme, plus puissant que les remèdes, triomphe sur eux et sur la maladie.

Nous allons néanmoins faire connaître les divers traitements qui ont été mis en usage par les anciens et les modernes, et nous terminerons par celui qui est infaillible et qui nous a toujours réussi.

TRAITEMENT.

Hippocrate conseillait contre cette maladie des boissons abondantes pour délayer les matières putrides et crues, causes, selon lui, de tout le désordre, et des purgatifs pour les expulser. Galien, pour dissoudre et pour évacuer les humeurs âcres, donnait le même précepte. Cette pratique fut suivie par un grand nombre de médecins pendant plusieurs siècles. Baillou fut un des premiers qui remarquèrent que les lavements irritants étaient nuisibles dans cette maladie. Mais ce fut Sydenham surtout qui signala le danger des purgatifs dans cette affection. Il ordonna de faire bouillir un poulet dans environ douze pintes d'eau de fontaine, et de faire boire abondamment de cette décoction tiède, d'en donner même quelques lavements au malade, afin d'évacuer l'humeur nuisible, et de continuer de la sorte jusqu'à ce qu'il n'en restait plus. Il disait qu'on pouvait ajouter de temps en temps, soit pour la boisson, soit pour les lavements, une once de sirop de laitue, de violette, de nénuphar, de pourpier ou de l'un d'entr'eux, quoique la décoction pût suffire. Cette grande quantité de liqueur, dit-il, prise par en haut et par en bas, évacuera les humeurs âcres ou les adoucira. Après ce grand lavage qui devait durer de trois à quatre heures, il terminait la cure par une potion calmante qu'il composait ainsi :

Prenez eau de primevère 1 once (31 grammes), eau admirable, 2 gros (8 grammes), laudanum liquide, 16 gouttes. Mêlez.

Ce savant observateur ajoutait que dans le cas où le médecin était appelé trop tard, que le malade fût épuisé par les évacuations, et qu'il eût les extrémités froides, il fallait recourir incessamment au laudanum comme à la dernière ressource, et le donner non-seulement pendant le vomissement et la diarrhée, mais encore après leur cessation, et le continuer matin et soir jusqu'à ce que le malade eût repris ses forces et qu'il fût guéri.

Par cette méthode, fruit de son expérience, il guérissait beaucoup plus sûrement et plus promptement que par les purgatifs et les astringents généralement usités de son temps, aussi prévalut-elle et fût-elle bientôt adoptée par tous les praticiens.

Mais, plus tard, plusieurs médecins jugèrent à propos d'y apporter quelques modifications.

Buchan après avoir donné les boissons délayantes et des lavements de même nature, pour évacuer l'humeur morbifique, faisait boire de l'eau panée, faite avec du pain d'avoine rôti, afin d'arrêter peu à peu les vomissements, et si cette boisson ne suffisait pas pour les arrêter, il ordonnait de faire prendre au malade, toutes les heures, jusqu'à ce qu'ils fussent arrêtés, deux cuillerées de julep-salin avec 10 gouttes de laudanum. Il recommandait de ne pas arrêter trop subitement les évacuations ; mais dès qu'elles affaiblissaient le malade, il avait tout de suite recours à ses 10 gouttes de laudanum dans deux cuillerées de julep-salin, auquel il ajoutait encore un peu de bon vin, de l'eau de canelle spiritueuse ou tout autre cordial.

Son julep se composait de tartre 8 gr., dissout dans 95 gr. de suc de citron, et lorsque l'effervescence avait cessé il ajoutait : eau de menthe simple, eau de canelle simple, de chaque 63 gr., sirop commun 31 gr.

Il recommandait encore de baigner les jambes du malade dans de l'eau chaude, et de les frictionner ensuite avec des flanelles, ou de les envelopper dans des couvertures chaudes, et d'appliquer des briques chaudes sous la plante des pieds, d'appliquer en outre sur la région de l'estomac des flanelles trempées dans des liqueurs spiritueuses chaudes.

Tissot conseille, dans le cas où les forces du malade sont déjà affaiblies, de le placer dans un bain tiède et de l'y tenir longtemps, et de profiter de ce temps pour lui faire prendre sept ou huit verrées d'une décoction faite avec trois onces (95 gr.) de tamarins sur une chopine d'eau. Il dit qu'ayant prescrit ces remèdes à un malade, les vomissements s'arrêtèrent, et qu'au sortir du bain, il eut plusieurs selles prodigieuses qui diminuèrent considérablement la force du mal.

Alphonse Le Roi conseillait de n'accorder aucune boisson au malade, attendu que l'estomac ne pouvait pas les garder, et de se contenter de lui humecter la bouche avec quelques gorgées d'eau froide, qui devaient être aussitôt rejetées. Pour tout traitement, il prescrivait d'heure en heure, un quart de grain (12 milligr.) d'extrait d'opium privé de narcotine.

Robert Thomas dit : « En raison de la grande irritabilité de l'estomac au début de la maladie, il est presque impossible que ce viscère garde aucune espèce de médicament, et le malade rejette tout ce qu'il avale presque aussitôt qu'il l'a pris. Pour abattre cette irritation et pour évacuer la *bile en excès ou âcre*, il est nécessaire, à cette époque de la maladie, de faire prendre abondamment des boissons délayantes, telles que de l'eau d'orge, de l'infusion de graines de lin, de l'eau de gruau, des bouillons de viande, de l'eau panée ; pour seconder leur effet, on peut administrer aussi des lavements mucilagineux tièdes.

Outre ces moyens, des morceaux de flanelle, trempés dans une décoction chaude de têtes de pavots légèrement concassées, avec environ un quart d'eau-de-vie camphrée, doivent être appliqués sur la région de l'estomac, et renouvelés à mesure qu'ils deviennent froids. On doit également tenir contre les pieds des bouteilles remplies d'eau chaude. »

Il ajoute que lorsque l'estomac est suffisamment nettoyé, il convient, pour arrêter ou diminuer les progrès de l'irritation, d'administrer l'opium à doses assez fortes ; qu'on peut en donner une pilule d'un grain ou un grain et demi (5 à 8 centigr.) toutes les deux heures, pendant autant de temps que la violence de la maladie le rend nécessaire ; que si l'opium est rejeté, on versera environ 40 gouttes de teinture d'opium dans une potion anti-émétique, que le malade prendra au moment de l'effervescence, et qu'on répètera également suivant le besoin ; que dans quelques cas, quand les spasmes ont été assez violents pour amener promptement un état de faiblesse alarmant, il a vu porter la dose d'opium jusqu'à 8 ou 10 grains à la fois (de 4 à 5 décigr.) ; que dans les derniers moments, quand le pouls est faible et que les extrémités sont froides, les opiacés réunis aux aromatiques et le musc à fortes doses sont utiles.

L'opium, même à très petites doses, étant fréquemment rejeté par le vomissement, il l'administrait en lavements, et il en obtenait, disait-il, de bons résultats. Il appliquait sur l'estomac un épithème d'opium et de camphre ou un vésicatoire, et ces moyens lui avaient souvent suffi pour arrêter les vomissements.

Pinel et Recamier préconisèrent les boissons froides acidulées, à petites doses fréquemment répétées.

Geoffroy, Ferrus et autres y ajoutèrent le conseil des fomentations émollientes et narcotiques, des bains tièdes prolongés, et, dans les cas désespérés, un vésicatoire sur la région épigastrique.

Tel était le traitement du choléra-morbus depuis Sydenham, lorsque Broussais, ne s'en prenant comme dans toutes les maladies, que contre l'inflammation, ordonna l'application de sangsues sur l'épigastre, les saignées générales, la diète et tous les moyens débilitants.

Nous ne devons pas passer sous silence le système suivi par un grand nombre de médecins, puisé dans les théories de Cullen et de Brown qui, s'écartant des sages préceptes de Sydenham, ne craignirent pas de conseiller contre le choléra, l'usage du camphre, du musc, du colombo, de l'émétique, des purgatifs, de l'eau-de-vie, du piment et d'une foule d'autres drogues incendiaires. Ce système a fait un nombre considérable de victimes ; mais celui des phlegmasies n'a pas été moins meurtrier.

Pour nous, le choléra-morbus n'étant autre chose qu'une maladie dans laquelle on observe une forte irritation de la membrane muqueuse gastro-intestinale, produite par l'âcreté des deux biles hépatique et cystique, et cette irritation n'étant qu'un effet, c'est à détruire la cause que nous devons nous attacher ; néanmoins, nous devons avoir quelque égard à cette irritation, parce qu'à son tour la membrane muqueuse irritée fournit une sécrétion anormale, et la matière sécrétée devient une cause secondaire du trouble dans les fonctions organiques. Ainsi, pour détruire l'âcreté de la bile, nous ne devons administrer que des médicaments qui, par leur nature, n'augmentent pas l'irritation.

Si nous sommes appelés au début de la maladie, nous remplacerons l'eau de poulet, prescrite par Sydenham, par une infusion de feuilles de pimprenelle, de fumeterre, de renouée persicaire, d'aigremoine et de fleurs de bouillon blanc, $\overline{aa}$ une pincée pour un litre d'eau bouillante, adoucie avec le sirop de limon.

La pimprenelle a la propriété de détruire l'âcreté de la bile ; la fumeterre, comme tous les amers qui ne sont pas irritants, fortifie le foie et ses dépendances; la renouée persicaire et le bouillon blanc calment l'irritation de la membrane muqueuse de l'estomac et des intestins. Cette propriété m'a été démontrée dans une foule de circonstances, et principalement dans la dyssenterie; car dans un grand nombre de cas de dyssenteries rebelles, la feuille de renouée persicaire en infusion ou en décoction les a fait disparaître assez promptement ; mais il ne faut pas confondre la renouée persicaire avec les autres renouées ; elle est bien reconnaissable à une tache brunâtre, de la forme d'un cœur, que l'on remarque à chaque feuille. L'aigremoine agit sur la rate, dépure et vivifie le sang ; le sirop de limon désaltère le malade et combat la putridité.

Comme dans le choléra-morbus la soif est dévorante, et que le malade manifeste continuellement le désir de boire, une grande quantité de liquide en emplissant l'estomac entretient le vomissement ; mais le meilleur moyen d'étancher la soif est de donner de temps en temps une demi-cuillerée à café de suc de citron qui, tout en étanchant la soif, modère l'âcreté de la bile. Dans beaucoup de cas qui paraissaient désespérés, j'ai retiré de bons effets de la potion suivante :

Prenez laudanum liquide de Sydenham. . . 40 gouttes.
Ether sulfurique. . . . . . . . . . . 60 gouttes.
Suc de citron . . . . . . . . . . . . 30 grammes.
Sirop d'écorces d'oranges amères. . 30 grammes.
Eau distillée de pourpier . . . . . . 100 grammes.

Mêlez et donnez-en au malade une cuillerée à bouche toutes les heures.

Si les extrémités sont froides, que les forces soient complètement abattues, outre cette potion on mettra quatre sinapismes, dont deux aux jointures des coudes et deux aux jarrets, et l'on frictionnera l'estomac et le ventre avec de la teinture *d'hypericum* camphrée.

Aussitôt que l'estomac pourra le supporter, on fera prendre au malade quelques cuillerées de bon bouillon de viande de bœuf ou de poulet, dans lequel on aura fait cuire une racine jaune ; mais il ne faut en donner d'abord qu'une cuillerée, et augmenter graduellement à mesure que le malade prendra des forces.

En 1834, dans la commune d'Aps (Ardèche), j'eus à combattre, dans l'espace de quinze jours, huit cas de choléra-morbus. Chez tous les sujets la maladie débuta par d'abondantes selles suivies de vomissements, de crampes et de la syncope, et sur huit, il y en eut sept qui ne présentèrent rien d'extraordinaire ; mais voici ce que j'ai observé chez une dame, âgée d'environ 35 ans ; ce fut la premiére qui fut atteinte dans la commune :

L'on me fit appeler à 8 heures du matin ; je la trouvai dans l'état suivant : son corps était pelotonné, et, chose curieuse, elle était pliée en arrière ; ses pieds touchaient l'occiput ; les deux pieds étaient en forme de cercle et le gros orteil touchait le talon. Le corps en entier était raide et d'une couleur violacée très foncée ; les yeux contractés tournaient en haut ; la respiration et le pouls étaient pour ainsi dire éteints. L'on me rapporta que cette dame avait mangé des poires qui n'étaient pas bien mûres, le matin à jeûn ; qu'elle les avait vomies à 6 heures, c'est-à-dire deux heures avant mon arrivée ; qu'ensuite, elle avait vomi à plusieurs reprises une bile jaunâtre, mais qu'elle n'avait pas poussé de selles ; qu'à 6 heures et demie et à 7 heures 35 minutes, elle avait eu des attaques pareilles à celle-là, mais moins fortes ; que depuis dix minutes elle était dans cet état. Je demandai l'eau la plus froide qu'on pût se procurer : j'y trempai une serviette et je fis des ablutions sur l'estomac et sur le ventre, en frappant légèrement avec la serviette mouillée que je retrempai à plusieurs reprises. Au bout de trois minutes, les membres s'allongèrent, la respiration reparut et la malade poussa un soupir ; bientôt après, elle poussa une faible exclamation, en disant : Ah ! que c'est froid ! J'ai soif ! Je lui fis prendre une cuillerée de la potion ci-dessus, qu'elle garda environ un quart-d'heure ; elle vomit ensuite de la même bile et prit une attaque semblable à la précédente. J'usai du même moyen et j'obtins le même résultat. Elle eut encore quatre attaques avant midi ; mais toujours de plus en plus éloignées les unes des autres, et de moins en moins fortes. Après midi elle n'en eut plus, et à trois heures du soir, je lui fis prendre deux cuillerées de bouillon qu'elle supporta très bien. Je continuai la potion et elle ne vomit plus.

A 8 heures du soir, elle était tranquille dans son lit, ne manifestant aucune souffrance, mais répondant tardivement aux questions qu'on lui adressait. Souvent il fallait lui répéter plusieurs fois la même question pour obtenir une réponse ; le pouls s'était un peu relevé, la respiration était libre, la peau avait repris son teint naturel ; elle passa une bonne nuit.

Le lendemain, à neuf heures du matin, je la trouvai levée, assise sur une chaise, n'éprouvant aucune souffrance, répondant parfaitement à toutes les questions qu'on lui adressait, mais ne prêtant aucune attention à ce qui se faisait dans la maison, ne demandant aucune nouvelle de ses enfants. La mémoire était complètement perdue ; elle répondait aux personnes qui la questionnaient, reconnaissait parfaitement tout le monde ; mais si, après lui avoir parlé, une personne allait seulement jusqu'au dehors de la porte de sa chambre, elle ne se rappelait plus de l'avoir vue. Cet état dura pendant trois jours, au bout desquels elle reprit ses occupations ordinaires, et depuis lors, elle a joui d'une parfaite santé.

Les autres sept se relevèrent tous assez promptement et n'eurent pas de convalescence, sauf un, chez lequel le choléra-morbus était compliqué d'une pleuro-hépatite, produite par une répercussion de transpiration; celui-là était un jeune homme de vingt-deux ans; il garda le lit pendant huit jours, et se rétablit aussi parfaitement après sept à huit jours de convalescence.

Cette année, nous avons eu l'occasion d'observer plusieurs cas au début; deux ou trois litres d'infusion de pimprenelle, de fumeterre et de millepertuis ont toujours suffi pour arrêter la maladie. Nous n'avons eu nullement besoin de recourir à la potion.

Pour les enfants au-dessous d'un an, la dose de la potion est une cuillerée à café; de 1 à 5 ans, la moitié d'une cuillerée à bouche; et, pour les adultes, une cuillerée à bouche toutes les heures, comme nous l'avons dit. Mais, si par cas, le malade la rejetait, il ne faudrait pas attendre une heure pour lui en redonner; on lui en ferait prendre une nouvelle cuillerée cinq minutes après le vomissement.

Lyon, — impr. Fonville-Brunet et Bonnaviat, rue Ste-Catherine, 13.

www.ingramcontent.com/pod-product-compliance
Ingram Content Group UK Ltd.
Pitfield, Milton Keynes, MK11 3LW, UK
UKHW020404250726
13967UKWH00005B/2458

9 782013 577458